现代生活多场景青少年眼外伤的防护

主编：张志奇　韩泉洪

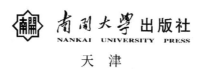

南开大学出版社

NANKAI UNIVERSITY PRESS

天　津

图书在版编目(CIP)数据

现代生活多场景青少年眼外伤的防护 / 张志奇，韩泉洪主编. — 天津：南开大学出版社，2025.1.

ISBN 978-7-310-06703-9

Ⅰ. R779.1

中国国家版本馆 CIP 数据核字第 2025RH2915 号

现代生活多场景青少年眼外伤的防护

XIANDAI SHENGHUO DUOCHANGJING

QINGSHAONIAN YANWAISHANG DE FANGHU

南开大学出版社出版发行

出版人：刘文华

地址：天津市南开区卫津路 94 号　　邮政编码：300071

营销部电话：(022)23508339　营销部传真：(022)23508542

https://nkup.nankai.edu.cn

天津泰宇印务有限公司印刷　全国各地新华书店经销

2025 年 1 月第 1 版　　2025 年 1 月第 1 次印刷

240×170 毫米　16 开本　3 印张　2 插页　36 千字

定价：16.80 元

如遇图书印装质量问题，请与本社营销部联系调换，电话：(022)23508339

目　录

1. 篮球训练营　　　　　　　　　　　　·01

2. 滑梯中的危险　　　　　　　　　　　·03

3. 从天而降的毛栗子　　　　　　　　　·05

4. "可爱"的流浪狗　　　　　　　　　·07

5. 神奇的电焊　　　　　　　　　　　　·10

6. 大有裨益的儿童安全座椅　　　　　　·13

7. 隐形的炸弹——干燥剂　　　　　　　·15

8. 美味的火锅　　　　　　　　　　　　·18

9. 拿剪刀不要跑！　　　　　　　　　　·20

10. 蹒跚学步的小宝宝　　　　　　　　·22

11. 热情的太阳公公 ·24

12. 危险！远离砂轮机！ ·26

13. "狡猾"的大树 ·29

14. "枪战"对决 ·31

15. 五光十色的爆竹 ·33

16. 锋利的易拉罐 ·35

17. 激烈的足球赛 ·38

18. 有趣的激光笔不有趣 ·40

1.篮球训练营

贴士：打篮球时激烈对抗容易造成眼外伤

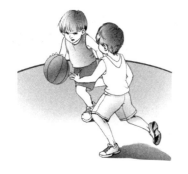

一个小朋友向前运球，其他队友也在向前跑动；对方小朋友积极贴身防守；体育老师在一旁做裁判。

体育课上，小朋友们在进行篮球比赛

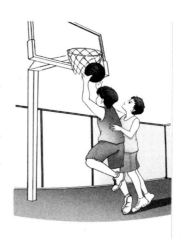

明明：看我三步上篮！

明明双手抱球腾空而起，准备上篮；利利在明明面前举起双手准备封盖，利利的手与明明的脸高度相近。

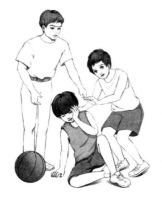

明明：啊！

明明掩面倒地，老师连忙跑过来查看情况。

1

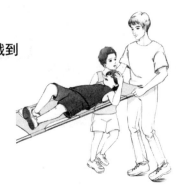

利利：老师，我的手好像戳到明明的眼睛了

老师和医务人员用担架将明明抬走，明明依然掩面，利利内心十分愧疚。

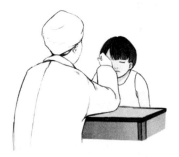

眼科医生：孩子的角膜上皮受到了擦伤，需要使用眼药水来促进角膜上皮恢复。

眼科医生给明明做检查。

眼科医生小贴士

● 篮球运动对抗激烈，注意运动前先取下手表、眼镜等物品，以免在激烈对抗中造成损伤。

● 如果皮肤出现了裂伤，需要在医院进行缝合。

● 如果伤及角膜和结膜，需使用抗生素眼药水和促角膜修复眼药。

● 如损伤累及虹膜、晶状体、视网膜等，可能需要及时手术治疗。

● 只有运动前做好热身，佩戴好护具，才能痛快享受对抗的快感哦！

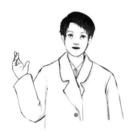

2. 滑梯中的危险

贴士：玩滑梯时会摔伤骨折

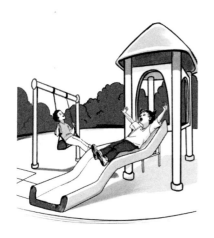

阳光明媚的一天，小朋友们在操场上做游戏，
有滑滑梯的、玩跳房子的、荡秋千的……

丽丽：我们比比谁先上去！

丽丽和明明争先往上跑，其余小朋友有序地排队滑滑梯。

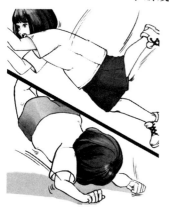

丽丽：啊！

丽丽突然被台阶绊倒，从滑梯上翻了下去。

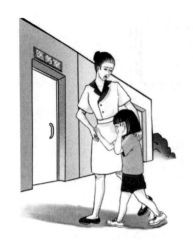

老师：丽丽你没事吧！老师带你去医务室，坚持住！

丽丽痛苦地捂着眼，老师领着丽丽前往医务室。

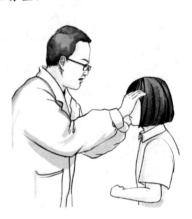

医务室医生：孩子眼眶出现了骨折，需要到眼科医院进行进一步检查。

医务室医生给丽丽视诊，老师很担心。

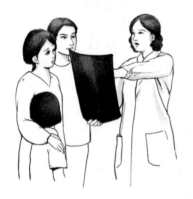

眼科医生：小朋友在嬉戏打闹时不注意，经常会出现骨折的情况，当眼眶发生骨折时，可能会出现视力下降、眼球运动障碍、复视等症状，需要及时到眼科医院进行检查，防止出现进一步损伤。

眼科医生拿着 CT 报告向丽丽和家长讲解病情。

3. 从天而降的毛栗子

贴士：树上掉落的毛栗子会扎伤眼睛

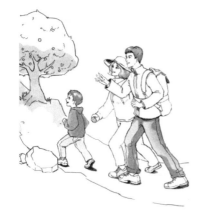

小凡：爸爸，这是什么树啊？这么高，还有这么多奇怪的毛绒绒的果实。

爸爸：这是栗子树，我们经常吃的糖炒栗子就是它的果实做成的，这些毛绒绒的是栗子的外皮，所以栗子又叫毛栗子。

秋高气爽，小凡一家去山上郊游，大家走在登山的路上。

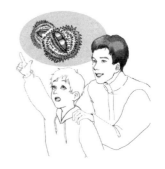

小凡指着一棵上面结着果实的树。爸爸俯身跟小凡讲解。

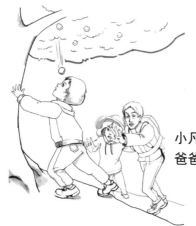

小凡：我要毛栗子！

爸爸：啊！小凡，小心！

小凡：啊！

小凡晃动毛栗子树，毛栗子开始落下，小凡爸爸大惊失色。

一颗毛栗子落在小凡脸上，恰巧在眼睛附近。

5

小凡：啊，爸爸，我睁不开眼了……
妈妈：赶快去医院！

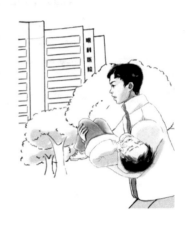

爸爸抱着小凡同妈妈往远处的眼科
医院跑去。

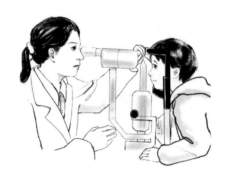

眼科医生：毛栗子的刺扎在
角膜上，需要手术取出。

眼科医生：从天而降的毛栗子刺伤眼
睛的情况并不少见，这种植物性的异
物不容易完全去除，因而会导致眼部
组织长期炎症和溃疡，一旦出现了这
种状况，一定要及时到专业眼科机构
进行异物清理，避免后期的并发症。

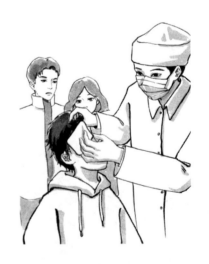

小知识

　　毛栗子外层有坚硬的刺，这种尖刺可以刺破角膜和皮肤。通常毛栗子采摘后经过晾晒，果壳裂开，里面美味的果实就出来了，这就是我们可以食用的香甜的栗子。

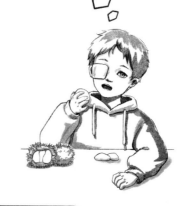

谁能想到美味的栗子的外壳竟然这么可怕啊！

4. "可爱"的流浪狗

贴士：小动物抓咬会造成眼部外伤，青少年关爱小动物的同时要注意保护自己哦！

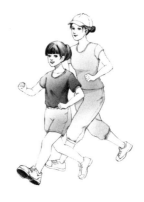

清晨，文文和妈妈在路上晨跑。

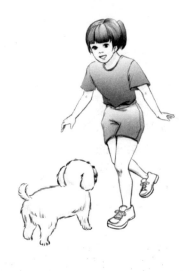

文文：妈妈看，好可爱的小狗。

文文指着面前的一只流浪狗和妈妈说着，小狗对文文摇着尾巴。

文文：你好呀，小狗狗！

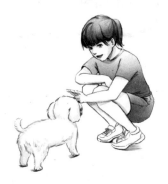

文文跑到小狗面前蹲下来，伸手抚摸它，小狗忽然起身，呲牙准备攻击。

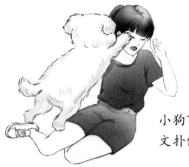

妈妈：小心！

小狗飞扑到了文文身上，把文文扑倒。

文文：妈妈！我的眼睛睁不开了！

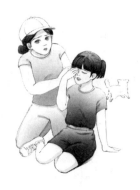

妈妈从后面赶忙跑来把小狗赶跑，文文坐在原地哭泣着大喊。

妈妈带着文文来到了眼科医院，文文坐在诊室椅子上，妈妈站在一旁，医生在问诊写病例。

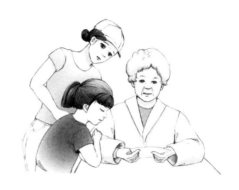

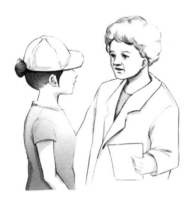

眼科医生拿着报告单向文文妈妈讲解。

眼科医生：孩子需要立即注射狂犬疫苗和破伤风疫苗，此外还需要用盐水冲洗伤口，注射免疫球蛋白，并每天使用抗生素滴眼液，以免进一步感染。猫狗的抓咬导致的角膜和眼睑的划伤，是造成儿童眼睑撕裂伤以及泪小管断裂的主要原因，青少年关爱小动物的同时，一定要注意保护好自己！

小动物的温顺可爱往往可以激发人们的爱心，但是人们也要预防宠物咬伤，避免意外的发生。小朋友要远离具有攻击性的大型犬类，家养宠物须到防疫站注射疫苗，并进行登记。被猫狗咬伤后，应立即彻底冲洗伤口，切勿包扎，及时到医院救治处理，并注射狂犬疫苗和破伤风疫苗。

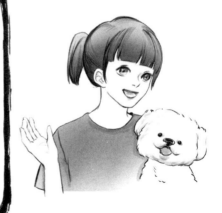

与小动物和平相处，也要谨防小动物的攻击。

5. 神奇的电焊

贴士：电焊发出的电弧光会对眼睛造成很大的伤害

放学了，大帅和同学在校门口挥手告别。

大帅：咦?这里一闪一闪的在做什么?

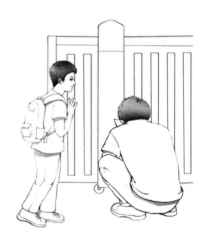

一位叔叔在护栏旁蹲着用电焊维修护栏，一手使用护具遮住脸。大帅好奇地探头过去看。

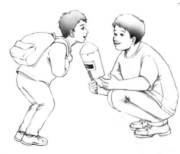

大帅：叔叔你在做什么呀? 好帅啊，我也想玩!
叔叔：小朋友，这个叫作电焊，长大了你就知道是做什么用的了!

大帅弯腰在叔叔旁边兴奋地看着。

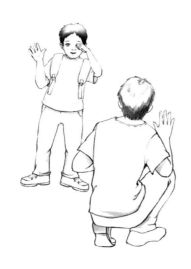

十分钟过后……
大帅：叔叔，我的眼睛有点不舒服，我先回家了，叔叔再见！
叔叔：再见！

大帅向家里走去，左手揉着眼睛和叔叔说再见。

妈妈：儿子，你的眼睛怎么红了，怎么回事？
大帅：我也不知道，放学回来的路上有一个叔叔在电焊，我看了一会就睁不开眼睛了……
爸爸：咱们快去医院！

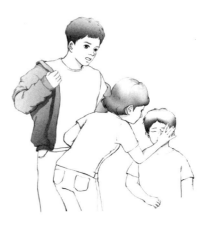

大帅坐在沙发上，妈妈担心地检查着大帅的眼睛，爸爸在旁边焦急地穿外套。

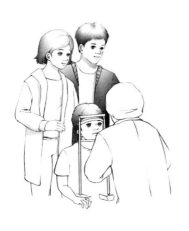

眼科医生：孩子长时间观看电焊，角膜受到了紫外线损伤。

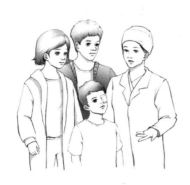

眼科医生：电焊焊接时产生的高温电弧有很多非可见光，其中紫外线会对角膜和结膜上皮造成损害引发炎症，甚至会烧伤视网膜，损伤晶状体，导致白内障。患者常有眼睛红肿，疼痛，畏光，睁不开眼睛，视物模糊的表现。一般用麻醉剂眼药膏缓解症状后，再用消毒棉布敷盖就可以很快痊愈。以后不要直视电焊了哦！

医生给家长和孩子讲述医理，孩子眼睛包扎。

小知识

　　电焊是利用焊条通过电弧高温融化金属部件需要连接的地方而实现的一种焊接操作，操作时会产生大量红外线和紫外线，对眼睛有着极大危害，因此，从业人员须佩戴专业防紫外线的眼镜进行工作。此外，在滑雪或欣赏雪景时，大片的雪地也会反射紫外线，佩戴太阳镜或防护眼镜可以减少对眼睛的损伤。太阳镜不仅酷，还可以保护我们的眼睛哦！

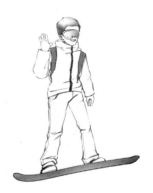

6. 大有裨益的儿童安全座椅

贴士：私家车安装儿童安全座椅可以为婴童的出行消除许多安全隐患

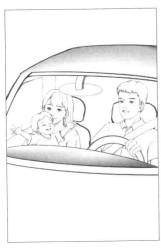 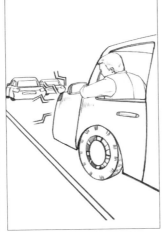 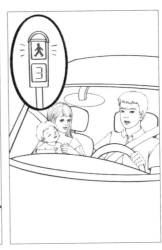

周末到了，小刚一家出发去郊外游玩。

小刚爸爸开车，妈妈坐在副驾驶，抱着小刚。

爸爸：周末怎么会这么堵车呀。哎，终于绿灯了！

爸爸不耐烦地抱怨着堵车，同时一脚油门疾驶了出去。

妈妈：变黄灯了，注意减速！

妈妈提醒爸爸注意减速。

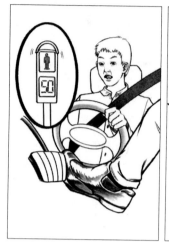 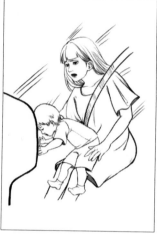 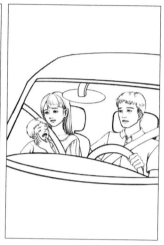

红灯亮起，爸爸握紧方向盘，狠狠地刹住了车

妈妈：哎哟！
妈妈没有抱住小刚，小刚的脸撞在了前边的手套箱上，小刚顿时大哭，眼周肿了起来。

妈妈：宝宝没事吧！好像磕到了眼睛，我们直接去医院！
妈妈焦急地察看着小刚的情况，爸爸也紧张起来准备调头去医院。

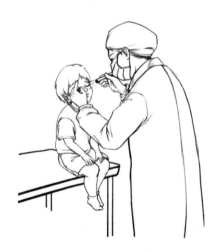

眼科医生：宝宝出现了结膜下出血，还需要进一步检查眼底和眼眶组织的情况，以做更全面的诊断。孩子的眼睛如果受到了撞击，千万不要按揉，也不要热敷，要及时到就近的专业医院进行全面检查。

眼科医生拿着手电筒给小刚做检查。

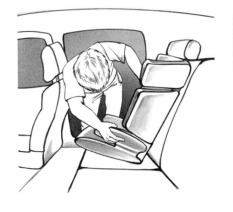

小刚的爸爸正在安装儿童座椅。

小知识

实验表明，汽车在保持一定的速度行驶时急刹车，在惯性作用下，家长基本抱不住怀中的孩子。同时，对于身高在140cm以下的儿童，汽车内普通的安全带不仅无法保证儿童的安全，反而容易勒住其脖颈，造成严重后果。因此，家有婴童的，应当在汽车内安装儿童安全座椅，充分保障儿童的乘车安全，并且应当将不牢固的坚硬物品放入收纳箱内，以免在车辆颠簸、急刹、碰撞时对儿童造成严重危害。

7.隐形的炸弹——干燥剂

贴士：干燥剂遇水可能造成爆炸损伤眼睛

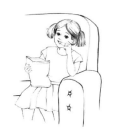

小成坐在沙发上开心地吃着零食，看着动画片。

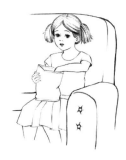

小成：咦？这是什么东西？

小凡从零食袋中拿出来一块干燥剂。

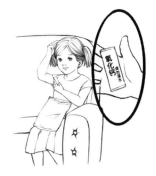

小成：这个东西是干什么用的？请勿浸水……

小凡拿着干燥剂，挠挠头，一脸不解。

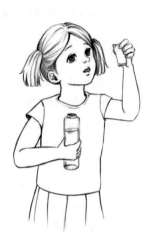

小成：如果浸水会怎样呢？

小成在饮水机用塑料瓶接了一瓶热水，
并把干燥剂扔了进去。

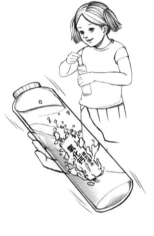

小成拧紧瓶盖用力晃了晃瓶
子，瓶子里瞬间泛起许多气泡。

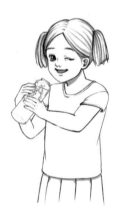

小成：哇！好神奇啊！

小成打开瓶盖，眼睛靠近瓶口
向里看。

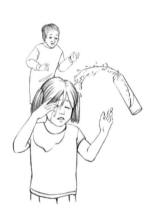

小成：啊！

突然，一块干燥剂碎屑逆溅出
来，飞入小成的眼中……
小成扔掉手中的水瓶，捂住眼
睛大叫，小成的奶奶闻声赶来。

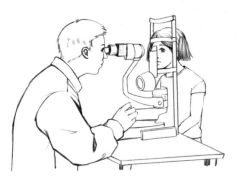

小成来到了医院，眼科医生用裂隙灯给小凡做检查。

眼科医生：小成的结膜充血水肿，大部分角膜被烧伤。需要将干燥剂碎屑取出后再做进一步处理。

现在的孩子们啊，经常好奇地将零食里的干燥剂放入水中来观察，干燥剂遇水会产生强烈的反应甚至爆炸，因此受到损伤的孩子数不胜数。一旦遇到这种情况，千万不要用手去揉眼睛，更不要用水冲洗，应当立即去正规的医院接受检查和进一步治疗。

小知识

谁能想到，让零食保持酥脆可口的干燥剂，竟存在着这么大的安全隐患！各位家长给孩子买完零食，一定要检查其中是否含有干燥剂，并对孩子进行相关的安全教育，避免悲剧的发生。

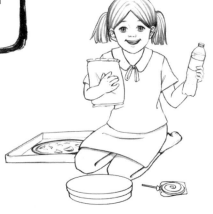

8. 美味的火锅

贴士：吃火锅时热油飞溅会造成眼部烫伤

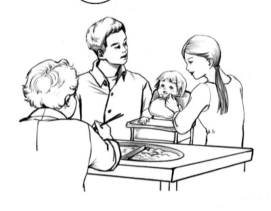

一家人围坐在一起吃火锅。

妈妈：宝贝，来张嘴，啊——
宝宝：呀！呀！

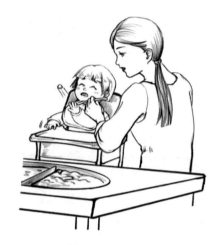

妈妈喂宝宝吃东西，但是宝宝似乎不太想吃，扭头生气地拍打着小桌子。

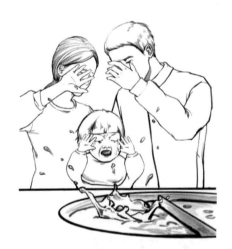

突然，妈妈勺子里的肉丸被宝宝打飞，掉进了火锅里，顿时热油飞溅，大家惊慌躲开。

宝宝：哇——

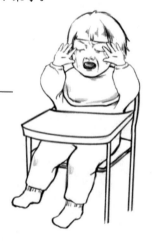

有油滴溅到了宝宝脸上，宝宝"哇"的一声哭了起来。

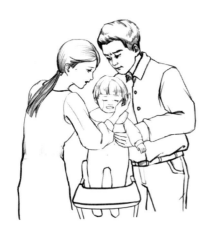

妈妈：孩子的脸被热油烫到了！

爸爸：我们快去医院！

大家连忙起身察看宝宝的情况。

眼科医生：孩子眼部被灼伤，需要使用抗生素眼药水治疗。孩子眼睛被高温物质烫伤的情况并不少见，这会造成角膜、结膜以及周围皮肤的炎症和溃疡。一旦出现这种状况，应该立即用冷水冲洗，降低皮肤温度，并及时到眼科医院做进一步检查和治疗，避免并发症的发生。火锅人人爱，但是我们也要提高安全防范意识，以免小朋友们受到不必要的损伤。

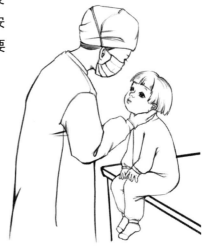

眼科医生讲述医理，并准备给宝宝滴眼药水。

9. 拿剪刀不要跑!

贴士: 儿童使用日常生活中的尖锐物品时可能刺伤眼睛

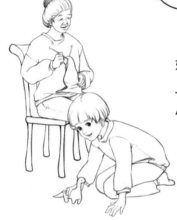

奶奶:乖孙儿,能把桌子上的剪刀递给奶奶吗?

小天: 没问题。

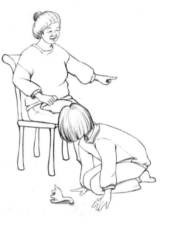
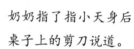

奶奶坐在沙发上缝衣服,小天在一旁玩儿玩具。

奶奶指了指小天身后桌子上的剪刀说道。

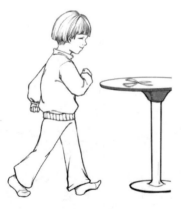

小天站起来冲向桌子。

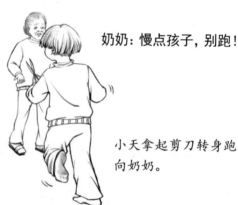

奶奶:慢点孩子,别跑!

小天拿起剪刀转身跑向奶奶。

小天：哎哟！

奶奶：快打120！

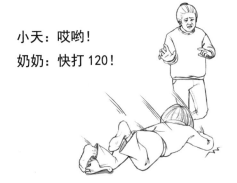

眼科医生：剪刀刺入了孩子的眼睛，需要马上手术。

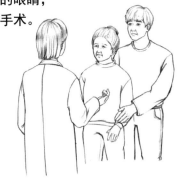

小天突然被地上的玩具绊倒，摔在奶奶面前，剪刀扎在眼睛上。奶奶惊慌地大声呼救

眼科医生给小天的家属解释，奶奶止不住哭泣。

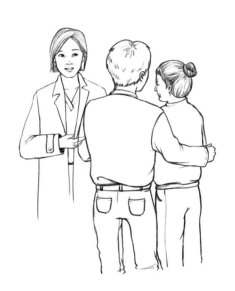

术后，眼科医生安慰奶奶和家属们。

眼科医生：手术很成功，幸好剪刀刺偏了一些，孩子的眼睛保住了。如果出现类似情况，千万不要用力压迫眼睛来止血，应当用清洁的纱布轻轻覆盖眼睛，尽量避免低头和其他大幅度动作，立即前往医院，由专业的医生进行处理，避免眼内容物的脱出。生活中一些常用的物品，都可能会对孩子造成严重的伤害，家长一定要将这些"危险品"放到孩子们碰不到的地方，以防悲剧的发生。

10.蹒跚学步的小宝宝

贴士:蹒跚学步的
宝宝容易磕伤眼睛

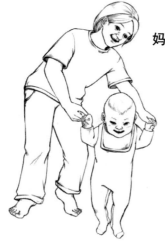

妈妈:1、2、1!
1、2、1!

妈妈握着小宝宝的双手
教他走路。

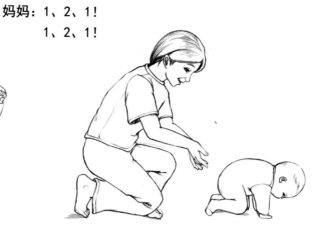

妈妈放开双手,小宝宝往前扑
了个趔趄。

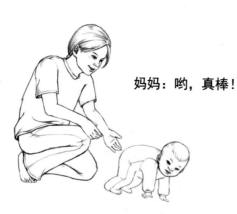

妈妈:哟,真棒!

小宝宝又自己站了起来,向前
走了几步,妈妈站在一旁鼓舞。

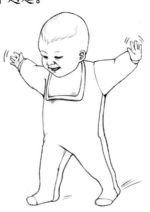

小宝宝慢慢加速,颤颤巍
巍地快步走。

22

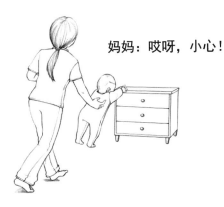

妈妈：哎呀，小心！

妈妈赶忙追过去，小宝宝一步没站稳，撞到了床头柜上，哭了起来。

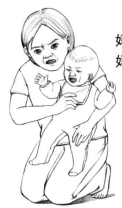

妈妈：宝宝不哭，妈妈带你去医院！

妈妈将宝宝抱起来。

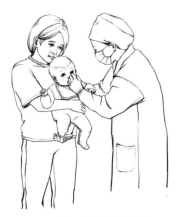

医生给宝宝包扎。

眼科医生：小宝宝的眼眶骨并无大碍，只是皮肤破了一块伤口，消毒包扎之后就可以了，两天后记得来换药。

妈妈：谢谢大夫！

眼科医生温馨提示

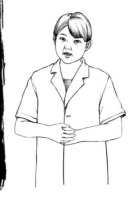

　　蹒跚学步的宝宝好奇心强，喜欢到处乱走，因此磕伤头部和眼睛的不在少数。家长一定要看护好孩子，切忌让孩子单独行动，最好在儿童活动的范围内铺上防护垫，家具的尖角上贴上柔韧的硅胶保护贴，并将剪刀、螺丝刀等尖锐物品存放在儿童接触不到的地方，以免宝宝受到损伤。

11. 热情的太阳公公

贴士：直视日食会造成人眼角膜上皮的急性炎症

新闻播报道：气象台消息，本年度唯一一次日全食将在明天中午上演，届时，我国大部分地区均可观赏到这一有趣的天文奇观。

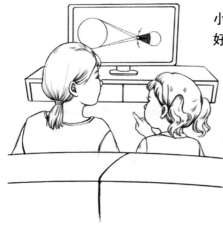

小可和妈妈观看电视新闻，小可激动地指着电视说。

小可：哇！妈妈，这个好有趣啊，我想看！

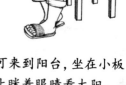

小可：好刺眼啊，妈妈！快看！太阳变成"日牙"啦！

小可来到阳台，坐在小板凳上眯着眼睛看太阳。

小可：日食好神奇啊妈妈，我以后想当天文学家！但是，我的眼前为什么总有一个黑影呢？头好晕……

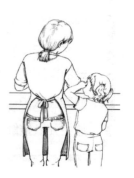

小可妈妈在厨房忙碌，小可激动地过来和妈妈分享看到的景象。

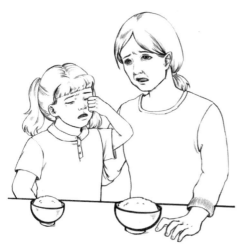

小可：妈妈，我看不清东西了……

妈妈：我们快去医院！

小可一家在吃午饭。

眼科医生：孩子的眼底被灼伤，应该是孩子一直盯着太阳看导致眼睛受到了强光的伤害。还需要更全面的检查来明确诊断。

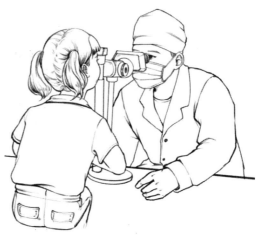

医生用眼底镜给小可检查。

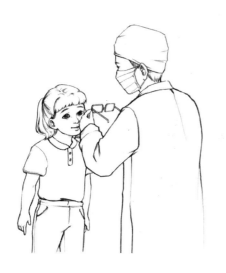

医生为小可选择了一副适合的墨镜。

眼科医生：太阳光照射的强度远远大于日常的灯光，长时间直视太阳会使视网膜受到损伤，引起"日食网膜症"，严重者还会导致视网膜裂孔、黄斑裂孔，造成永久的视力损伤和视野缺失。所以，千万不要小看太阳的力量，切忌长时间盯着太阳看，阳光强烈时应佩戴墨镜，做好紫外线防护工作。

12.危险！远离砂轮机！

贴士：砂轮打磨操作不当使异物飞溅会造成严重眼外伤

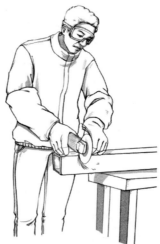

爸爸正在修理家具。爸爸戴着防护眼镜在杂物间用手持砂轮机打磨物品。

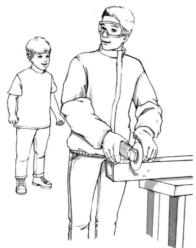

亮亮：爸爸您在做什么？
爸爸：爸爸在修东西，这里很危险，你先回房间去，小心伤到你！

亮亮在一旁好奇地观察着。

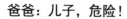
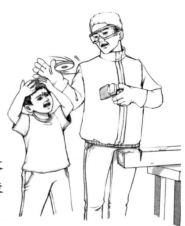

爸爸：儿子，危险！

突然一声异响，砂轮从机器上脱落下来，飞了出去，砂轮在半空中旋转着，爸爸惊慌地冲亮亮喊。

亮亮：啊！

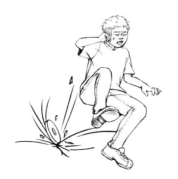

砂轮砸在地上，溅起了许多金属碎片，砂轮的旋转带起了地上的碎片残渣，径直飞入了亮亮的眼睛，亮亮后仰摔倒。

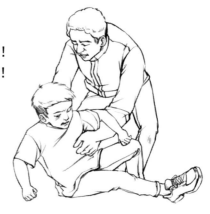

爸爸：亮亮你没事吧！
爸爸这就带你去医院！

爸爸扶起躺在地上的亮亮。

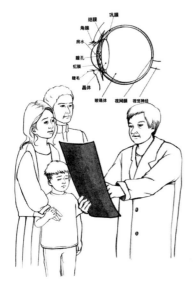

眼科医生：有东西扎进了孩子的眼睛里，需要手术取出。

医生拿着 CT 片对亮亮的父母说道。

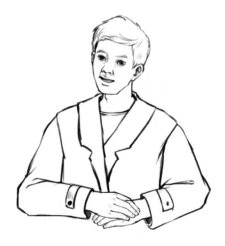

眼科医生：当眼球被尖锐物体刺伤或有异物进入眼球时，可能会造成眼球穿通伤，常常有疼痛、出血、视力下降的表现。如意外受伤，应先用生理盐水清洁眼部预防感染，并迅速到专业医院接受相关手术治疗。患者术后应静卧休息，避免压迫眼球，以防止出血和炎症反应的发生。严重的眼球穿通伤还应进行玻璃体切割手术。

小知识

　　砂轮机是用来打磨各种工具的常用设备，也用作普通小零件的磨削及清理等工作。砂轮质脆易碎、转速高，如操作不当极易使人受伤。使用者应检查砂轮机是否符合安全规定，并按要求佩戴好防护眼镜。人不得正对砂轮的运转方向，小朋友更要远离此类危险设备，不要靠近装修和施工现场。

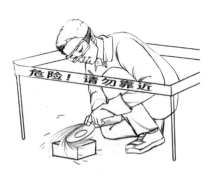

爸爸在使用砂轮机，前边有一圈隔离带，隔离带上写着"危险！请勿靠近"。

13. "狡猾"的大树

贴士：户外活动时被植物尖刺刺伤眼睛容易造成眼外伤

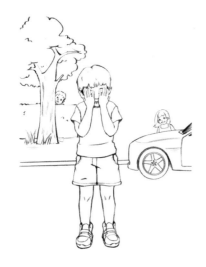

小朋友们在玩捉迷藏，一个小朋友站在空地中间捂着眼睛，其他小朋友找掩体躲起来，有的在大树后边，有的在汽车背后，有的在楼梯下边……

大壮：都藏好咯，我要来抓你们啦！

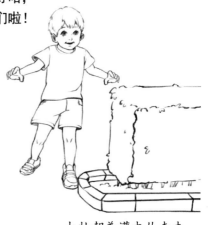

大壮朝着灌木丛走去。

明明：糟糕！

明明躲在灌木丛旁边的大树后。

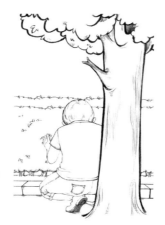

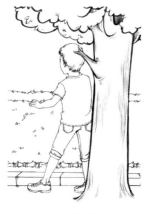

大壮在灌木丛周围张望，明明背靠大树观察着大壮，随着大壮的移动而改变位置。

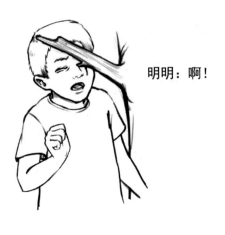

明明：啊！

明明猛一回头，没有注意到身前的一棵树枝，上面有些许尖刺，明明的脸直接撞了上去。

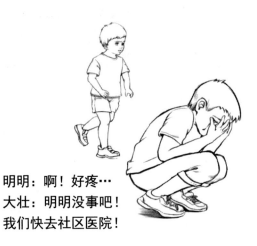

明明：啊！好疼…
大壮：明明没事吧！
我们快去社区医院！

明明蹲在地上捂着眼睛，大壮急忙跑过去帮忙。

眼科医生：明明的角膜被树枝划伤，需要用生理盐水冲洗。这种植物性异物不及时处理很容易导致真菌性角膜溃疡，一定不要揉搓眼睛，并立刻到附近的眼科医院就诊。孩子平时玩耍的时候要注意远离蔷薇、树枝这些可能带有尖刺的植物，它们扎上去可比打针还要疼哦！

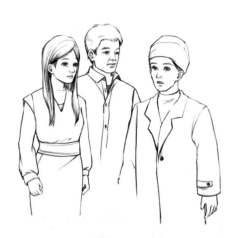

眼科医生给明明和父母讲述医理。

14. "枪战" 对决

贴士：玩具枪射出的子弹打在眼睛上会造成眼球钝挫伤

利利：别想跑！
明明：啊！我中枪了，快救我！

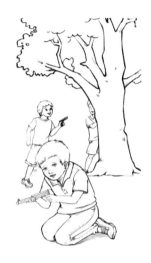

放学了，小朋友们在广场上进行"枪战"游戏。小朋友们有的蹲在地上，有的背靠大树，有的藏在长椅背后，朝着对方互相射击。

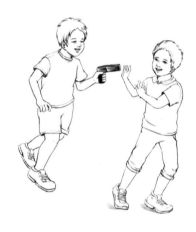

利利追着明明射击。

阳阳：看我的！

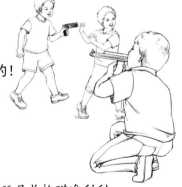

阳阳在远处用玩具长枪瞄准利利。

利利：啊！

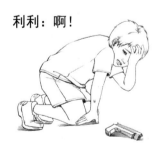

利利中枪倒地，捂着眼睛。

31

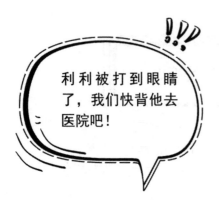

利利被打到眼睛了，我们快背他去医院吧！

眼科医生：利利被玩具子弹击中了眼睛，好在距离远，他只有一点结膜出血。这种情况一般会自行吸收，家长可以带他再去查一下视力。

大家都跑了过来，关心利利的情况。

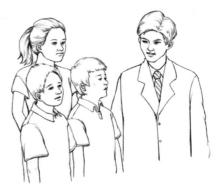

医生给孩子们和利利家长讲解道。

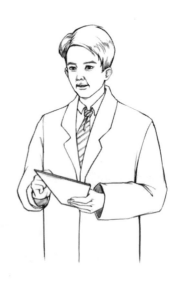

温馨提示

　　玩具枪子弹虽然威力有限，但是打在人眼睛上也会造成严重伤害，轻者出现眼表出血，重者虹膜断裂、视网膜破裂、玻璃体出血，更甚者眼球不保，后果不堪设想。少年儿童活泼好动，喜欢追逐打闹，对可能造成的危险后果认识不足，自我保护能力欠缺。因此，家长在为孩子购买玩具时应注意其危险性，同时加强安全教育，以免悲剧的发生。

15.五光十色的爆竹

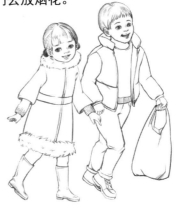

贴士:烟花爆竹燃放方法不正确可能造成机械性眼外伤

毛毛:走,我们去放烟花。

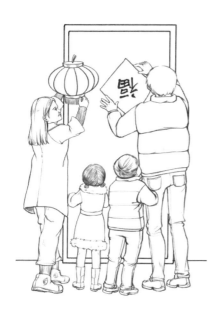

过年了,到处都洋溢着喜庆的氛围。毛毛和爸爸在门上贴福字,小美和妈妈在挂灯笼。

毛毛拉着小美去室外放烟花。

毛毛:咦,怎么没响?

毛毛:小美,躲远点!

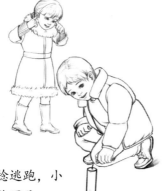

毛毛点燃炮捻逃跑,小美在远处捂着耳朵。

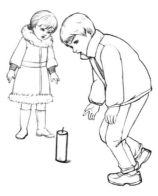

毛毛走回来察看烟花。

小美：小心！

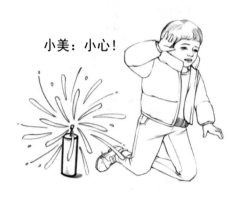

这时，烟花突然爆炸，
毛毛被烟花击中

爸爸：我们
快去医院！

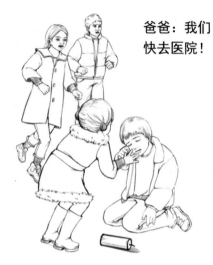

爸爸和妈妈闻声赶来。

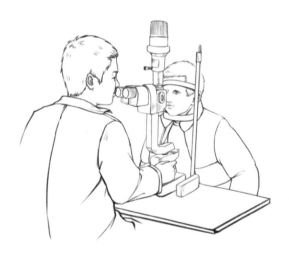

医生一边用裂隙灯检查，一边
给家长和孩子讲述医理。

眼科医生：烟花击中了孩子的眼睛，造成了一些挫伤和眼内出血，需要使用抗生素眼膏，还要口服一些止血消炎的药物。烟花爆竹伤是我们每年新年期间遇到最多的意外伤害，一旦眼睛被炸伤，会造成灼烧伤、破裂伤等伤害，伤者常有疼痛、肿胀、睁不开眼的表现。受伤后千万不要用手揉眼，也不要压迫眼睛，应该立即到专业的眼科医院诊治。

小知识

你们知道五颜六色的烟花是怎么形成的吗？其实这是利用了焰色反应原理。自然界中存在着各种各样的元素，不同元素组成的金属或其化合物燃烧会发出各种各样的颜色，而烟花中嵌入的不同化合物正是我们看到其绚烂多彩颜色的原因。

注意：未成年人须在家长的陪同下燃放烟花，千万不要靠近点燃的爆竹，不要手持爆竹燃放，更不要将爆竹点燃后扔向人群，保护自己的同时，也不能危害他人哟！

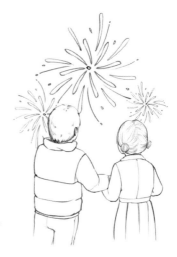

毛毛和小美在看绚烂的烟花。

16.锋利的易拉罐

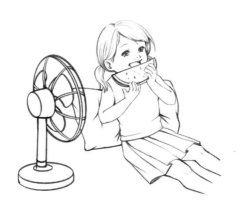

贴士：易拉罐锋利的拉环容易割伤眼睛

夏日炎炎，蝉鸣声声。阳光炙烤着大地，小天在房间里吹着风扇，吃着西瓜。

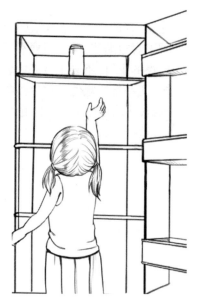

小天：让我看看百宝箱里还有
什么好吃的。

小天准备打开冰箱。

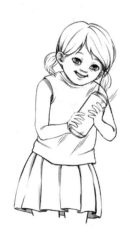

小天：哇！竟然还有一罐冰镇饮
料！

小天激动地从冰箱里拿出一罐饮
料，摇了摇。

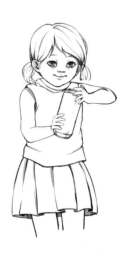

小天右手握住易拉罐，左手拉
开拉环。

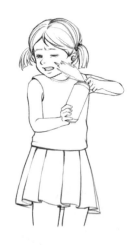

易拉罐中的饮料喷到了小天
的脸上。

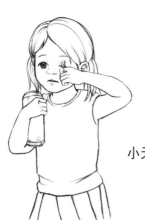

小天：真讨厌……

小天：啊！好疼！
爸爸：眼睛怎么流血了！我们快去医院！

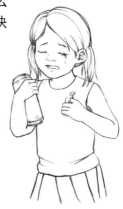

小天不自觉地伸出左手擦了擦眼睛，手指上还套着拉环。

小天大喊一声，爸爸循声赶来。

眼科医生：小天的眼睑被易拉罐拉环割伤，需要手术缝合。

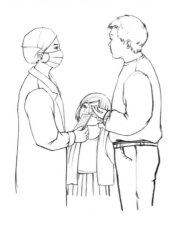

眼科医生向小天和爸爸讲道。

温馨提示

●易拉罐拉环这类金属薄片十分锋利，极其容易划伤皮肤。同时眼睑又是人体皮肤相对薄弱的部分，受到损伤后会导致眼睑水肿或皮下出血。

●如果伤口靠近鼻侧的上下眼睑，则可能会导致泪小管的断裂，出现溢泪情况。

●眼睑遭受外伤时，应及时用清洁的敷料覆盖伤口止血，并立即到专业的眼科医院进行清创缝合。

●家长们要对孩子做好安全教育，减少这些潜在危险。

17。激烈的足球赛

贴士：足球比赛中近视的球员配戴普通框架眼镜可能受到伤害

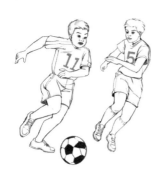

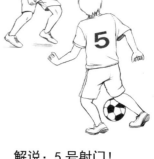

解说：11号成功抢断，将皮球传到了前场，5号准备单刀直入！

红队球员向前场发起猛烈进攻，蓝队球员加速回防，球场大屏幕上写着"U12青少年足球赛大比分0:0"。

解说：5号射门！

红队5号球员用尽全力将足球踢向球门（蓝队7号后卫队员配戴了普通框架眼镜）。

解说：等等…蓝队球员好像受伤了！

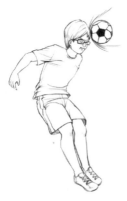

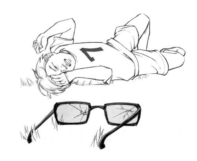

解说：蓝队后卫挡了出去！

蓝队7号球员用头将球顶出。

蓝队7号球员躺在球场上捂着脸，旁边是破碎的眼镜。

医务人员：高速飞来的皮球击碎了镜片，刺伤了眼睛，需要立即送到眼科医院急诊。

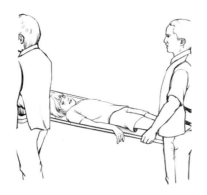

医务人员赶来，用担架将 7 号球员抬出场外。

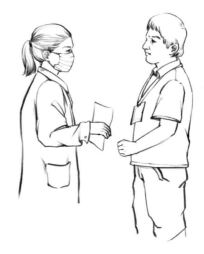

医务人员向教练们讲解道。

眼科医生：孩子的眼睛伤得很重，角膜、虹膜、晶状体等组织都受到了不同程度的损伤，需要立即进行手术。

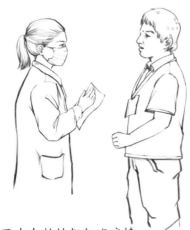

医生向教练们叙述病情。

温馨提示

　　小朋友在参与篮球、足球等对抗性运动时不宜配戴普通框架眼镜，激烈对抗容易使镜片破碎刺入眼球，造成严重的损伤，甚至导致失明。因此，小朋友们在进行体育运动时，可以选择配戴特殊材料制成的运动型眼镜，拥有清晰视力的同时，还能保护自身的安全。

18.有趣的激光笔不有趣

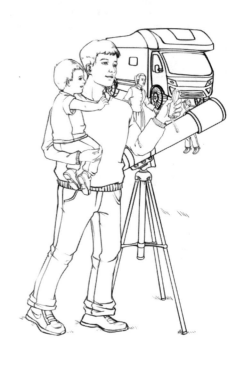

贴士：激光笔直射人眼会造成黄斑病变等视网膜损伤甚至永久失明

傍晚，小磊和阿帅两家人按照约定来湖边露营。

房车旁，阿帅在和小狗追逐，大人们在准备帐篷和食物，小磊爸爸抱着小磊用激光笔指向天空，旁边有一架天文望远镜。

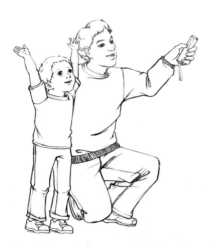

小磊爸爸一边用激光笔照射星星，一边给小磊介绍，小磊一脸兴奋。

小磊爸爸：快看，爸爸指的这颗星星叫作土星，土星周围还有一圈光环，像给土星戴了一顶草帽。

小磊：哇！爸爸，我想用望远镜看星星草帽！

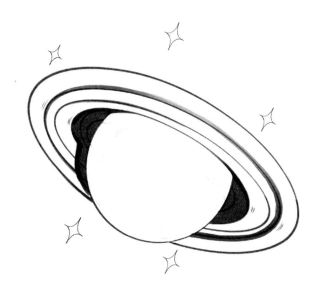

小磊爸爸：土星是太阳系里质量仅次于木星的气态巨行星。但同时它的密度比水还低，是一颗质量很轻的行星。土星环是太阳系行星的行星环中最明显的一个，环中有不计其数的小颗粒，其大小从微米到米都有，轨道丛集地绕着土星运转。环中的颗粒主要成分都是水冰，还有一些尘埃和其他化学物质。

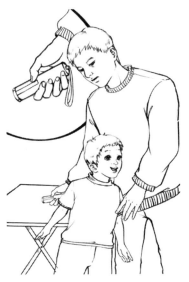

阿帅：这个东西竟然可以照射这么远，真好玩！

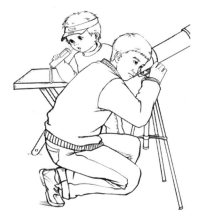

小磊爸爸开始调试望远镜，但是一旁的阿帅凑近桌子，拿起了激光笔，并照向了自己的眼睛。

小磊爸爸顺手把激光笔放在一旁的小桌上。

阿帅：哎哟！

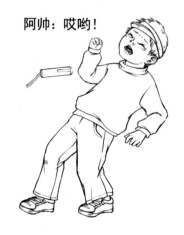

小磊爸爸：哎呀，都怪我没收好激光笔！
阿帅妈妈：我们快去医院！

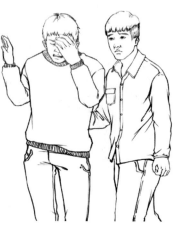

阿帅一声大叫，后仰倒地。大人们循声赶来。

阿帅爸爸在安慰自责的小磊爸爸，阿帅妈妈抱起阿帅准备赶往医院。

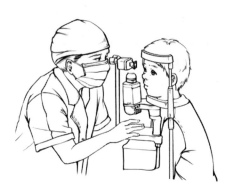

眼科医生：孩子视网膜上的黄斑区受到了激光笔的损伤，还需要进一步检查诊断。人眼视网膜对激光的承受能力非常低，市面上的激光笔如果直射人眼的话很可能会造成一些不可逆的损伤。

眼科医生用裂隙灯给阿帅做检查。

小知识：激光笔在生活中的用途十分广泛，除了作为天文爱好者的指星笔以外，激光笔还可用作老师在课堂上讲解时的指示器。激光笔的危险性与其功率密切相关，35毫瓦的激光能烧穿塑料，100毫瓦的激光甚至可以快速点燃火柴。激光一旦直射入眼睛，就能把眼睛里对光最敏感、但也最脆弱的黄斑区烧伤，甚至有失明的风险。因此应尽量避免让孩子接触激光笔，以免发生悲剧。

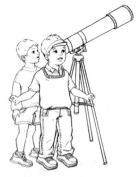

小磊和阿帅用望远镜看星空。

-贴士总结-

1. 打篮球时激烈对抗容易造成眼外伤

2. 玩滑梯时会摔伤骨折

3. 树上掉落的毛栗子会扎伤眼睛

4. 小动物抓咬会造成眼部外伤，青少年关爱小动物的同时要注意保护自己哦！

5. 电焊发出的电弧光会对眼睛造成很大的伤害

6. 私家车安装儿童安全座椅可以为婴童的出行消除许多安全隐患

7. 干燥剂遇水可能造成爆炸损伤眼睛

8. 吃火锅时热油飞溅会造成眼部烫伤

9. 儿童使用日常生活中的尖锐物品时可能刺伤眼睛

10. 蹒跚学步的宝宝容易磕伤眼睛

11. 直视日食会造成人眼角膜上皮的急性炎症

12. 砂轮打磨操作不当使异物飞溅会造成严重眼外伤

13. 户外活动时被植物尖刺刺伤眼睛容易造成眼外伤

14. 玩具枪射出的子弹打在眼睛上会造成眼球钝挫伤

15. 烟花爆竹燃放方法不正确可能造成机械性眼外伤

16. 易拉罐锋利的拉环容易割伤眼睛

17. 足球比赛中近视的球员配戴普通框架眼镜可能受到伤害

18. 激光笔直射人眼会造成黄斑病变等视网膜损伤甚至永久失明